BEI GRIN MACHT SICH IHR WISSEN BEZAHLT

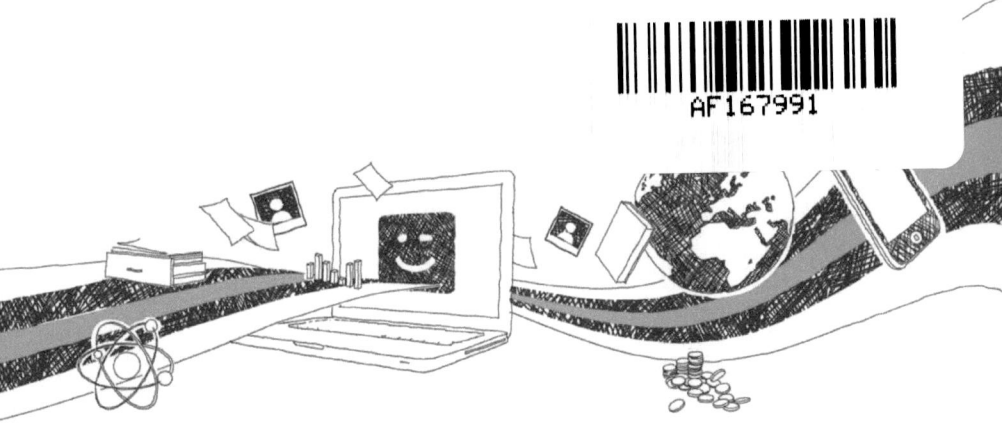

- Wir veröffentlichen Ihre Hausarbeit, Bachelor- und Masterarbeit

- Ihr eigenes eBook und Buch - weltweit in allen wichtigen Shops

- Verdienen Sie an jedem Verkauf

Jetzt bei www.GRIN.com hochladen und kostenlos publizieren

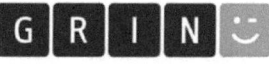

Bibliografische Information der Deutschen Nationalbibliothek:

Die Deutsche Bibliothek verzeichnet diese Publikation in der Deutschen National-
bibliografie; detaillierte bibliografische Daten sind im Internet über http://dnb.d-
nb.de/ abrufbar.

Impressum:

Copyright © 2019 GRIN Verlag
Druck und Bindung: Books on Demand GmbH, Norderstedt Germany
ISBN: 9783346095596

Dieses Buch bei GRIN:

https://www.grin.com/document/512008

Annika Königs

Die Entwicklung der Pädiatrie in Deutschland in der Jahrhundertwende

GRIN Verlag

GRIN - Your knowledge has value

Der GRIN Verlag publiziert seit 1998 wissenschaftliche Arbeiten von Studenten, Hochschullehrern und anderen Akademikern als eBook und gedrucktes Buch. Die Verlagswebsite www.grin.com ist die ideale Plattform zur Veröffentlichung von Hausarbeiten, Abschlussarbeiten, wissenschaftlichen Aufsätzen, Dissertationen und Fachbüchern.

Besuchen Sie uns im Internet:

http://www.grin.com/

http://www.facebook.com/grincom

http://www.twitter.com/grin_com

Freie Universität Berlin
Fachbereich Geschichts- und Kulturwissenschaften
Friedrich- Meinecke- Institut
Arbeitsbereich für Neuere und Neueste Geschichte

Bachelorarbeit zum Thema:

**Die Entwicklung der Pädiatrie in Deutschland
im Zeichen der Wende vom 19. zum 20. Jahrhundert**

Freie wissenschaftliche Arbeit

zur Erlangung eines

Bachelorgrades am Fachbereich

Geschichts- und Kulturwissenschaften

der Freien Universität Berlin

im Bachelorstudiengang (mit Lehramtsoption ISS/GYM): Geschichte

eingereicht von: Annika Königs

60 LP Deutsche Philologie, 30 LP LBW

Fachsemester: 6

eingereicht am: 10. September 2019

Inhaltsverzeichnis

Inhaltsverzeichnis..S. 1

1. Einleitung...S. 2

2. Kinder, eigene Individuen..S. 5

    2.1 Entwicklung in der Pädagogik und Psychologie.................S. 5

    2.2 Entwicklung in der Medizin.....................................S. 8

3. Therapieansätze und Behandlung von Kinderkrankheiten.........S. 11

    3.1 Diphtherie...S. 13

    3.2 Herzerkrankungen...S. 16

    3.3 Erkrankungen bei Neugeborenen.............................S. 19

4. Fazit und Ausblick...S. 24

5. Quellen- und Literaturverzeichnis....................................S. 28

1. Einleitung

„Das nächste Jahrhundert wird das Jahrhundert des Kindes sein, so wie dieses Jahrhundert das Jahrhundert der Frau war. Wenn das Kind seine Rechte bekommt, dann ist die Sittlichkeit beendet."[1] Das vorliegende Zitat schrieb Ellen Key in ihrem Werk „Das Jahrhundert des Kindes". Sie verbindet damit unter anderem eine verstärkte Fürsorge, welche dem Kind entgegengebracht werden sollte.[2] An der Wende zum 20. Jahrhundert verstärkte sich das Interesse am Wohlergehen des Kindes zunehmend. Kinder wurden mit anderen Augen gesehen. Auf wissenschaftlicher Ebene wurde sich im Rahmen der Psychologie und der Medizin vermehrt auf die Entwicklung des Kindes konzentriert.

In dieser Bachelorarbeit wird sich intensiver mit dem Interesse am Kind im Rahmen der Medizin beschäftigt und gleichzeitig die Herausbildung der neuen Fachrichtung der Pädiatrie näher beleuchtet. Diese Thematik wird anhand folgender Fragestellung untersucht: „Wie wirkte sich das veränderte Verständnis vom Kind auf pädiatrische Konzepte und Therapieformen in Deutschland an der Wende zum 20. Jahrhundert aus?"

Die Kinderheilkunde hat erst im Laufe des 19. Jahrhunderts begonnen, sich als eigenständige Fachrichtung zu entwickeln. Zu Beginn der Frühen Neuzeit gab es vereinzelte Bücher über den Umgang und die Pflege von Säuglingen und die Behandlung von Krankheiten bei Kleinkindern. Die hohe Mortalitätsrate bei beiden Altersstufen wurde jedoch größtenteils als unabdingbares Schicksal angesehen.[3] Am höchsten war die Sterblichkeit in ärmlichen Familien und in den Findelhäusern. Die Säuglingssterblichkeit betrug bis zu 90%. Die Gründe waren meistens Ernährungsstörungen oder Infektionskrankheiten.[4] Die Ärzte der anderen Fachrichtungen, vor allem die Internisten, sahen keinen Anlass, eine spezielle Fachrichtung für Kinder zu schaffen.[5] Diese verheerenden Umstände führten schließlich zu einem Umdenken und die Kinder wurden in einem anderen Licht gesehen.[6]

---

[1] Ellen Key: Das Jahrhundert des Kindes, Berlin 1902, S. 22.
[2] Vgl. Hugh Cunningham: Die Geschichte des Kindes in der Neuzeit, Düsseldorf 2006, S. 231.
[3] Vgl. Johannes Oehme: Die ersten gedruckten deutschsprachigen Bücher über Kinderkrankheiten, in: Der Kinderarzt 20, S. 761- 765.
[4] Vgl. Hans-Heinz Eulner: Die Entwicklung der medizinischen Spezialfächer an den Universitäten des deutschen Sprachgebietes, Stuttgart 1970, S. 203.
[5] Vgl. Bodo Metz: Universitäts-Kinderkliniken im deutschen Sprachgebiet (1830-1930), Köln 1988, S. 6.
[6] Vgl. Hans-Heinz Eulner: Die Entwicklung der medizinischen Spezialfächer an den Universitäten des deutschen Sprachgebietes, Stuttgart 1970, S. 202f.

Es lassen sich dennoch Spuren der Kinderheilkunde in der Zeit der alten Inder entdecken. Im Archiv für Kinderheilkunde findet sich dazu unter anderem das Werk „Die Diätetik und die Krankheiten des kindlichen Alters bei den alten Indern" von 1891 von H. Joachim. Zudem gibt es in alten medizinischen Büchern Hinweise darauf, dass die Menschen bestimmte Krankheiten mit bestimmten Lebensaltern in Verbindung gebracht haben. Zum Beispiel liegt das Werk über Kinderkrankheiten „De morbis puerorum" von Demetrius von Apomea vor. 79 nach Christus beschäftigte sich unter anderem Celsus mit Krankheiten des Säuglingsalters, wie dem Hydrocephalus[7] oder Hautkrankheiten. Celsus stellte auch fest, dass atropische[8] Säuglinge nicht nur von Unterernährung, sondern auch von Überernährung betroffen sein können. In diesem Zusammenhang sah Soranus in Ziegenmilch die bessere Variante im Rahmen der künstlichen Ernährung, wie auch später die Medizinische Fakultät in Paris Mitte des 18. Jahrhunderts. Bis zum 16. Jahrhundert wurden unter anderem Soranus und Celsus zur Orientierung verwendet, wenn es um Kinderkrankheiten ging.[9] Die historischen Erkenntnisse lassen sichtbar werden, dass auch schon frühere Kulturen sich mit dem körperlichen Befinden von Kindern und Säuglingen auseinandergesetzt haben.

Am Ende des 18. Jahrhunderts wuchs das Interesse am Kind auf wissenschaftlicher Ebene. Zu Beginn des 19. Jahrhunderts vergrößerte sich das Verlangen, Kinder auch auf medizinischer Ebene versorgen und das Wesen des Kindes vermehrt wissenschaftlich ergründen zu können.[10] Entscheidend für die neue Denkweise trugen auch Rudolf Virchows 1858 erschienenes Werk „Zellularpathologie" und Charles Darwins 1859 erschienenes Werk "Orign of Species" bei, da das Verständnis des Kindesalters wesentlich durch den Faktor der Entwicklung beeinflusst wurde.[11] Die Bezeichnung Kinderheilkunde tauchte erstmals 1858 in einem „Jahrbuch für Kinderheilkunde" in Wien auf. Zuvor wurde der Terminus nur ein einziges Mal von Johann Peter Frank 1780 in seinem Werk „System einer vollständigen medicinischen Polizey" gebraucht.

---

[7] Wasserkopf, vgl. Pschyrembel Klinisches Wörterbuch, S. 727.
[8] Säuglinge, die an Mangelerscheinungen litten, vgl. Pschyrembel Klinisches Wörterbuch, S. 150.
[9] Vgl. Johann Bókay: Die Geschichte der Kinderheilkunde, Berlin 1922, S.1-10.
[10] Vgl. Eduard Seidler: Pädiatrie im Aufbau-Entwicklung und Gestalt, in: Paul Schweier und Eduard Seidler (Hg.), Lebendige Pädiatrie, München 1983, S. 13f.
[11] Vgl. ebd., S. 17.

Der Begriff der Pädiatrie wurde in lateinischer Sprache bereits von Theodor Zwinger 1722 als Titelwort verwendet. In den wissenschaftlichen Werken Mitte des 19. Jahrhunderts, wie beispielsweise im „Handbuch für Kinderkrankheiten" von Karl Gerhardt, tauchten beide Bezeichnungen nicht auf.[12] Mit der Herausbildung der Pädiatrie im 19. Jahrhundert haben sich bereits mehrere Autoren, Ärzte und Wissenschaftler auseinandergesetzt. Für die Geschichte der Kinderheilkunde sei stellvertretend Johann von Bókays Werk von 1922 genannt, in dem er bis in die Antike das Interesse am Kind zurückverfolgt, und Albrecht Peipers „Chronik der Kinderheilkunde" aus dem Jahre 1951. Hinsichtlich der Entwicklung der Kinderkliniken in Deutschland liegen zahlreiche Arbeiten vor, wie zum Beispiel die Dissertation von Bodo Metz aus dem Jahr 1988 über die Universitätskinderkliniken im deutschen Sprachgebiet.

Einleitend wird ein kurzer Überblick über die Herausbildung der Pädagogik und Kinderpsychologie als eigenes Fach und die darin enthaltene Entwicklung der Rolle des Kindes darin geschaffen. Im Anschluss erfolgt eine Betrachtung der Entwicklung des Kindes im Fach der Medizin. In dem Zusammenhang wird die Entstehung und Entwicklung der ersten Kinderkliniken in Deutschland und die damit verbundene Institutionalisierung herausgestellt. Stellvertretend für die Entwicklung der Kinderkliniken erfolgt eine Beschreibung der Entwicklung an der Charité in Berlin. Zudem wird die Entwicklung und die Anerkennung der Pädiatrie als eigenes medizinisches Fach dargelegt. Im Hauptteil dienen drei verschiedene Lehrbücher zur näheren Untersuchung der Entwicklung des neuen Verständnisses des Kindes. Anhand der Lehrbücher, welche am Anfang des 20. Jahrhunderts entstanden sind, soll aufgezeigt werden, inwieweit sich das Verständnis vom Kind in Bezug auf die Behandlung und Therapiemaßnahmen verändert hat. Exemplarisch dienen dazu drei Krankheiten des Kindes, um einen Vergleich der Herangehensweise der Ärzte herauszustellen. Hierzu wird zum einen das „Lehrbuch der Kinderheilkunde" aus dem Jahre 1903 von Otto Heubner in der Erstauflage, welche in einem Doppelband erschienen ist, hinzugezogen, zum anderen das Lehrbuch von Bruno Salge „Einführung in die moderne Kinderheilkunde", welches aus dem Jahr 1912 in der dritten Auflage vorliegt. Als drittes Lehrbuch dient das „Lehrbuch der Kinderheilkunde" von Emil Feer, welches aus dem

---

[12] Vgl. Wissenschaftlicher Dienst Alete (Hrsg.): Kinderheilkunde. Einst und Jetzt, Jubiläumstagung zum 75-jährigen Bestehen der Rheinisch-Westfälischen Kinderärztevereinigung, München 1975, S. 8.

Jahre 1917 in der vierten Auflage vorliegt. Im Schlussteil der Arbeit erfolgt im Fazit die Reflektion des Themas und damit gleichzeitig die Beantwortung der gestellten Leitfrage.

2. Kinder, eigene Individuen

Das neue Verständnis des Kindes hat sich nicht nur in medizinischer Sicht verändert, sondern auch in den Fachgebieten der Pädagogik und der Psychologie. Im folgenden Kapitel werden diese jeweiligen Veränderungen aufgezeigt. Gleichzeitig wird die Entwicklung in der Medizin herausgestellt und die Entwicklung der Kinderkliniken in Deutschland exemplarisch anhand der Kinderklinik an der Charité in Berlin dargelegt. Zudem soll die Herausbildung der neuen Fachrichtung auch in Bezug auf die universitäre Lehre aufgezeigt werden.

2.1 Entwicklung in der Pädagogik und Psychologie

Die Entwicklung des Verständnisses vom Kind zeigte in der Pädagogik schon in der Epoche der Aufklärung große Fortschritte. Das Kind wurde als eigenes Individuum anerkannt. Jean- Jacques Rousseau und Heinrich Pestalozzi zählen unter anderem zu den bedeutendsten Vertretern, die sich mit der Rolle des Kindes auseinandersetzten. Aber auch schon John Locke setzte sich 1693 in seinem pädagogischen Hauptwerk "Some Thougths concerning Education" mit Fragen über die Erziehung auseinander. Ein zentraler Begriff darin ist die Erfahrung. Ein idealer Erzieher sollte nach Locke weniger gelehrt sein, vielmehr sollte er durch Erfahrung und Tugendhaftigkeit glänzen.[13] Jean- Jacques Rousseau entwickelte das Konzept Lockes von einer natürlichen und von Vernunft geprägten Erziehung weiter. Sein Werk „Emile oder Über die Erziehung" von 1762 zählt in dem Kontext zu den berühmtesten Werken zur Geschichte der Pädagogik. Darin schreibt er unter anderem:

> „Alles, was aus den Händen des Schöpfers kommt, ist gut; alles entartet unter den Händen des Menschen. [...] Nichts will er so, wie es die Natur gemacht hat, nicht einmal den Menschen. Er muß ihn dressieren wie ein Zirkuspferd. Er muß ihn in seiner Methode anpassen und umbiegen wie einen Baum in seinem Garten."[14]

---

[13] Vgl. Michaela Jonach: Väterliche Ratschläge für bürgerliche Töchter, Frankfurt am Main 1997, S. 61f.
[14] Jean- Jaques Rousseau: Emil oder Über die Erziehung, Stuttgart 1963, S, 107.

Rousseaus Ziel war es, den natürlichen Kern des Menschen zu fördern und zu erhalten. Er entwickelte dafür das Konzept einer „negativen Erziehung", welche die Kinder von schlechten Einflüssen fernhalten sollte, damit sie sich auf natürliche Art und Weise entfalten können.[15] Im 18. Jahrhundert galten Kinder meist als unschuldig und fiktionsbegabt, wobei die Fiktion in Büchern zum Beispiel nicht zur Unterhaltung, sondern zur Unterweisung dienen sollte. Joachim Heinrich Campe schrieb in diesem Zusammenhang mit „Robinson dem Jüngeren" ein Werk, welches das erste Mal beide Komponenten vereinen sollte. Kindern wurde zugeschrieben, dass sie näher zwischen Traum und Wirklichkeit leben würden. Zu Beginn des 19. Jahrhunderts sah man Kindheit nicht mehr als Defizit an, sondern als eine Besonderheit. Kinder galten nicht mehr als Produkt aus der Erziehung der Erwachsenen, sondern zählten als eigenständige Individuen.[16]

Wilhelm Thierry Preyers Monographie „Die Seele des Kindes" aus dem Jahre 1882 markiert den Anfang der Entwicklungspsychologie im wissenschaftlichen Diskurs. Es gibt jedoch schon frühere Ansätze zur Begründung der Entwicklungspsychologie. Johann Gottfried Herder und Friedrich Wilhelm Fröbel haben bereits eine Verbindung zwischen dem Lebensalter der Individualentwicklung und den Stufen der Entwicklung des Menschen gezogen.[17] Preyer thematisiert in seiner Monographie die verschiedenen Sequenzen der Entwicklung des Kindes. Er geht davon aus, dass es eine genaue Reihenfolge gebe, in der bestimmte psychische Funktionen gemäß dem entsprechenden Alter auftreten. Preyer schreibt, dass die Grundfunktionen, die sich erst nach der Geburt entwickeln, durchaus schon teilweise vor der Geburt ausgebildet sein können. Sein Buch ist dreigeteilt. Er zeigt hierbei seine Beobachtungen zur Entwicklung der Sinne, des Willens und des Verstandes auf. Laut Preyer würden die Sinne eine entscheidende Funktion in der Entwicklung des Kindes auf psychologischer Ebene einnehmen.[18]

Wilhelm Wundt versuchte unter anderem die Kinderpsychologie weiter zu begründen, dennoch gelang es erst William Stern 1914 mit seinem Werk „Die Psychologie der frühen Kindheit" den nächsten Grundstein in der Entwicklungspsychologie zu setzen. Bedeutsamer war aber die Entwicklung für die Intelligenzmessungen bei Kindern, die

---

[15] Vgl. Martina Winkler: Kindheitsgeschichte. Eine Einführung, Göttingen 2017, S. 67.
[16] Vgl. ebd., S. 79f.
[17] Vgl. Elfriede Höhn: Geschichte der Entwicklungspsychologie und ihrer wesentlichen Ansätze., in: Hans Thomae (Hrsg.), Handbuch der Psychologie, Göttingen 1959, S. 21.
[18] Vgl. Georg Eckardt: Kernprobleme in der Geschichte der Psychologie, Wiesbaden 2011, S. 200f.

Binet und Simon in den Jahren 1905 bis 1911 vornahmen. Hierbei tat sich unter anderem eine Verbindung zwischen Pädagogik und Psychologie auf, die sich bis heute nicht vollständig voneinander abheben lassen. Zudem lässt sich die Psychologie auch nicht von der Pädiatrie abgrenzen. Adalbert Czerny war überzeugt, dass die wesentlichen Charakterzüge des Kindes von zwei Momenten abhängig sind, welche er auch im Jahr 1908 in seinem Werk „Der Arzt als Erzieher des Kindes" festhielt.[19] Sie hängen sowohl vom Gesundheitszustand des Kindes als auch von der Erziehung ab. „Ein im strengsten Sinne normales Kind sei daher erstens richtig ernährt und verfügt zweitens über ein gut trainiertes Nervensystem."[20] Erst in den 1920/30er Jahren erlebte die Entwicklungspsychologie in Deutschland ihren Höhepunkt. Der Wunsch nach einem besseren Verständnis der kindlichen Seele gab Anlass, die Ausbildung der psychologischen Disziplin zu fördern und auszubauen. Karl und Charlotte Bühler spielen hierbei eine entscheidende Rolle. Das psychologische Institut in Wien gilt als eines der wichtigsten Orte auf dem kinderpsychologischen Forschungsgebiet. 1922 veröffentlichte Charlotte Bühler eine erste deutschsprachige Darstellung über die Entwicklung des Kindes in der Pubertät.[21] Das Gebiet der Kinderpsychologie setzte sich im Rahmen der Entwicklungspsychologie vermehrt durch, sodass die Begriffe der Entwicklungs- und Kinderpsychologie fast als Synonyme verwendet wurden.[22]

Fortan etablierte sich zusätzlich die Jugendpsychologie. Als wichtigste Quellen dienten autobiographische Darstellungen aus Briefen oder Tagebüchern. Jedoch ließen sich die Methoden der naturwissenschaftlichen Psychologie nicht anwenden. Der Fokus lag nun auf der „verstehenden geisteswissenschaftlich orientierten Psychologie"[23]. Die geisteswissenschaftliche Entwicklungspsychologie wurde von Eduard Spranger geprägt. Er sah anders als Bühler „die Entwicklung als zielstrebigen Prozess der Wertverwirklichung"[24] an. Der Prozess sollte ganzheitlich und nicht elementar gesehen werden. Mit Freud und Jung entwickelte sich auch die tiefenpsychologische Entwicklungslehre, wobei Freuds Theorien zunächst auf Widerstand stießen, die

[19] Vgl. Wissenschaftlicher Dienst Alete (Hrsg.): Kinderheilkunde. Einst und Jetzt, Jubiläumstagung zum 75-jährigen Bestehen der Rheinisch-Westfälischen Kinderärztevereinigung, 1975, S. 11.
[20] Eduard Seidler: Pädiatrie im Aufbau-Entwicklung und Gestalt, in: Paul Schweier und Eduard Seidler (Hgg), Lebendige Pädiatrie, München 1983, S. 63f.
[21] Vgl. Elfriede Höhn: Geschichte der Entwicklungspsychologie und ihrer wesentlichen Ansätze. In: Hans Thomae (Hrsg.), Handbuch der Psychologie, Göttingen 1959, S. 26.
[22] Vgl. ebd., S. 24f.
[23] Vgl. ebd., S. 25f.
[24] Vgl. ebd., S. 30.

grundlegenden Punkte der Psychoanalyse, wie die Auseinandersetzung von Bedürfnis und Umweltdruck, sich aber dennoch durchsetzten. Jungs Auffassungen des natürlichen Reifevorgangs stützen sich auf den „Prozess aktiver Selbstgestaltung"[25]. Die Psychologie, insbesondere die Entwicklungspsychologie, beziehungsweise Kinder- und Jugendpsychologie erkämpfte sich im Laufe des 20. Jahrhunderts einen anerkannten Platz in der Wissenschaft.

2.2 Entwicklung in der Medizin

Zum Ende des 18. Jahrhunderts wuchs das Verständnis vermehrt in den medizinischen Bereichen. Durch immer mehr neue Erkenntnisse und Fortschritte, nicht nur hinsichtlich des menschlichen Körpers, sondern auch mithilfe von neuen technischen Möglichkeiten gelang es zunehmend, mehr Krankheiten erfolgreich zu behandeln.[26] Kinder wurden jedoch weiterhin wie kleine Erwachsene angesehen. In den Krankenhäusern waren sie zusammen mit Erwachsenen untergebracht und teilten sich aufgrund der schlechten sozialen Gegebenheiten sogar teilweise die Betten mit ihnen.[27] In Paris entstand 1802 das erste Kinderkrankenhaus, das *Hôpital des enfants malades*. Es wurde in einem bestehenden Waisenhaus gegründet und diente als Ausbildungsstätte für die französischen Ärzte.[28] Es war zunächst ausgestattet mit 300 Betten für Kinder im Alter von 2 bis 15 Jahren. Zur damaligen Zeit trauten sich die Ärzte noch nicht, Säuglinge aufzunehmen.[29] Als medizinisches Standardwerk diente lange Zeit das um 1843 erschienene Werk *Traité clinique et pratique des maladies des enfants* von Barthez und Rilliet.[30]

Die Kinderheilkunde entwickelte sich nur langsam. In Deutschland wurde im Jahr 1829 in den Räumen der Charité in Berlin erstmals eine Kinderabteilung im deutschen Sprachgebiet gegründet.[31] Anfangs bestand sie aber nur aus ca. 30 bis 45 Betten.[32] 1838

---

[25] Vgl. Elfriede Höhn: Geschichte der Entwicklungspsychologie und ihrer wesentlichen Ansätze, in: Hans Thomae (Hrsg.), Handbuch der Psychologie, Göttingen 1959, S. 32.
[26] Vgl. Agnieszka Katazyrna Gasiorowski: Von der Säuglingsabteilung zur Universitäts-Kinderklinik. Kinderheilkunde am Eppendorfer Krankenhaus in Hamburg 1913- 1932, Hamburg 2014, S. 7.
[27] Vgl. Albrecht Peiper: Chronik der Kinderheilkunde, Leipzig 1951, S. 85.
[28] Vgl. Bodo Metz: Universitätskinderkliniken in deutschen Sprachgebiet (1830-1930), Köln 1988. S. 4.
[29] Vgl. Gerhard Weber: Kinderheilkunde als Sonderfach der klinischen Medizin, München 1963, S. 3.
[30] Vgl. Bodo Metz: Universitäts-Kinderkliniken im deutschen Sprachgebiet (1830-1930), Köln 1988, S. 4.
[31] Vgl. Fritz Munk: Das Medizinische Berlin um die Jahrhundertwende, München und Berlin 1956, S. 56.
[32] Vgl. Gerhard Weber: Kinderheilkunde als Sonderfach der klinischen Medizin, München 1963, S. 3

wurde die Kinderabteilung durch eine Poliklinik ergänzt, in welcher die Kinder zusätzlich ambulant versorgt und behandelt werden konnten.[33] „Sie gilt als die erste Spezialanstalt für die Behandlung kranker Kinder in Deutschland und wird damit als „Wiege der Pädiatrie in Deutschland" bezeichnet."[34] Die Leitung übernahm Dr. Barez. Von Barez und Romberg stammt auch die erste pädiatrische Fachzeitschrift, das „Journal für Kinderkrankheiten" aus dem Jahr 1843.[35] Es wurden nur Kinder im Alter von 2 bis 12 Jahren aufgenommen. Die anfallenden Kosten für die Behandlungen wurden aus einem allgemeinen Fonds der Charité bezahlt. Berlin hatte neben dem sehr kleinen, von Barez gegründeten Elisabethkrankenhaus vorerst keine andere Abteilung. Die kranken Kinder wurden in der Charité zusätzlich von Diakonissen versorgt. Als Barez 1847 ausfiel, blieb die Klinik zunächst geschlossen; die Kinder wurden teilweise von praktizierenden Ärzten interimistisch betreut.

Durch Dr. Ebert, welcher zum außerordentlichen Professor ernannt wurde, nahm die Klinik ihren Betrieb wieder auf. Zu Zeiten von Barez wurden pro Jahr in etwa 130 bis 180 Kinder aufgenommen, unter der Leitung von Ebert zwischen 150 und 371. Der Fond, welchen es unter der Leitung von Barez gab, wurde Ebert nicht zuteil. Für die Behandlung stand nur eine gewisse Anzahl an Medikamenten zur Verfügung. Die Hygienevoraussetzungen waren nicht optimal. Die Kinder, die an infektiösen Krankheiten litten, wurden nicht isoliert behandelt. Im Jahre 1863 konnte Ebert dafür sorgen, dass vor allem die an Diphterie und an Masern erkrankten Kinder in eigenen Räumen untergebracht wurden.[36] Die Kinderabteilung wurde 1872 dann unter der Leitung von Eduard Heinrich Henoch in eine eigene Kinderklinik umgewandelt.[37] Die Zahl der stationären Patienten verdreifachte sich in dieser Zeit, die der ambulanten verzehnfachte sich. Da die Säuglingssterblichkeit immens hoch war, wurden nach Druck der Öffentlichkeit auch nun erstmals Säuglinge aufgenommen. Jedoch blieb der erhoffte Erfolg aus. Es starben bis zu drei Viertel aller Säuglinge und bis zu 90% der atropischen Säuglinge.[38] Aus diesem Grund wurde 1878 ein separates Zimmer eingerichtet, in

---

[33] Vgl. Ernst Grauel: Universitätskinderklinik an der Berliner Charité, in: Monatsschrift für Kinderheilkunde, Vol. 152 (2004), S. 902.
[34] Eva Brinkschulte und Thomas Knuth: Das medizinische Berlin. Ein Stadtführer durch 300 Jahre Geschichte, S. 220.
[35] Vgl. Johann von Bókay: Die Geschichte der Kinderheilkunde, Berlin 1922, S. 41.
[36] Vgl. Otto Heubner: Die Klinik und Poliklinik für Kinderkrankheiten, in: Max Lenz (Hrsg.), Geschichte der königlichen Friedrich-Wilhem-Universität zu Berlin, Halle 1910, S. 115f.
[37] Vgl. Ernst Grauel: Universitätskinderklinik an der Berliner Charité, in: Monatsschrift für Kinderheilkunde, Vol. 152 (2004), S. 903f.
[38] Vgl. Thomas Beddies: Die Charité. Geschichten eines Krankenhauses, Berlin 2010, S. 128f.

welches die Patienten mit uneindeutiger Diagnose gebracht wurden. Dennoch konnten damit noch keine idealen hygienischen Voraussetzungen gewährleistet werden. 1882 nahm die Unzufriedenheit über die Umstände in der Klinik immens zu, sodass 1884 vom Ministerium ein Gutachten erstellt wurde. Der Staat sicherte die Mittel, um einen Neubau mit neuen Räumen für hoch Infektiöse bauen zu lassen. Der Neubau setzte sich aus vier Flügeln zusammen. Im ersten Flügel waren die Quarantänezimmer untergebracht und in den anderen drei jeweils ein Saal für Diphtherie, Masern und Scharlach. Zusätzlich erhielt die Poliklinik einen etatmäßigen Fond von 800 Mark, welcher 1886 auf 1200 Mark erhöht wurde. Es wurden zudem nun bis zu 5000 Patienten pro Jahr aufgenommen. Stationär belief sich die Zahl auf 1200, welche 500 Säuglinge beinhaltete. Henoch unterstützte die Klinik auch in ihrer Rolle als Lehrinstitut. Er hatte bei seinen Vorträgen bis zu 40 Zuhörer, welche in einem notdürftig ausgestatteten Raum abgehalten wurden.[39]

Als erster ordentlicher Professor wurde Otto Heubner im Jahre 1894 nach Berlin berufen. Er fungierte vorher als Direktor an der Universitätskinderklinik in Leipzig. Er verwendete in seinem „Lehrbuch für Kinderheilkunde" im Jahr 1903 erstmals den Begriff der Kinderheilkunde anstatt Kinderkrankheiten. Heubner hatte mit heftigem Widerstand der Fakultät zu kämpfen.[40] Die Hauptziele Heubners waren es, sich näher mit Infektionskrankheiten, wie zum Beispiel der Diphterie und dem „besonderen Verhalten des wachsenden Organismus zu allen Krankheiten im Sinne von Dispositionen besonderer Lokalisationen und Reaktionseigentümlichkeit"[41] zu beschäftigen. Damit die Lehre unter besseren Bedingungen abgehalten werden konnte, wurde ein kleiner Teil der Poliklinik in ein Laboratorium umgewandelt und das unter Henoch noch notdürftige Auditorium unter anderem mit einem Podium ausgestattet. Zwei Jahre später konnte ein weiterer großer Fortschritt erlangt werden. Die Säuglinge wurden in einem abgetrennten Bereich untergebracht. So konnte die Rate der verstorbenen Säuglinge auf ca. 58% verringert werden. Der zweite Fortschritt war, dass für die Säuglinge Ammen eingesetzt wurden. Diese Art von Behandlung konnte mit 1600 Mark jährlich finanziert werden, welche die Direktion der Charité bezahlte. Damit konnte die Mortalitätsrate sogar auf 41% gesenkt werden. Durch die verbesserte Behandlung der Säuglinge sanken

[39] Vgl. Otto Heubner: Die Klinik und Poliklinik für Kinderkrankheiten, in: Max Lenz (Hrsg.), Geschichte der königlichen Friedrich-Wilhem-Universität zu Berlin, Halle 1910, S. 115-118.
[40] Vgl. Eva Brinkschulte und Thomas Knuth: Das medizinische Berlin. Ein Stadtführer durch 300 Jahre Geschichte, S. 222.
[41] Vgl. Wissenschaftlicher Dienst Alete (Hrsg.): Kinderheilkunde. Einst und Jetzt, Jubiläumstagung zum 75-jährigen Bestehen der Rheinisch-Westfälischen Kinderärztevereinigung, 1975, S. 10.

gleichzeitig die jährlichen Aufnahmezahlen der kleinen Patienten. Es wurden ab 1900 nur noch in etwa 150 bis 200 Säuglinge aufgenommen, davor waren es um die 500 Säuglinge. Insgesamt wurden mittlerweile schon 900 bis 1000 Kinder und Säuglinge aufgenommen. Im Jahr 1903 gab es zudem mehrere Umbauarbeiten, die noch bessere Behandlungsmaßnahmen mit sich führten. Für die Ein- bis Dreijährigen wurde ein sogenannter Boxensaal eingerichtet. Im neuen Auditorium hatten nun bis zu 120 Zuhörer Platz. Ebenso wurden die Kinder, die an Infektionskrankheiten litten, noch besser isoliert, sodass sich die Mortalitätsrate auf 23% verringerte.[42] Otto Heubner verschaffte dem Fach die notwendige Anerkennung, welche es in der Entwicklung benötigte.[43] Erst 1918 wurde die Pädiatrie als Prüfungsfach im Rahmen des medizinischen Staatsexamens anerkannt.[44] Nach der Gründung der Kinderabteilung an der Charité in Berlin folgten weitere Gründungen, wie beispielsweise 1846 in München, 1855 in Leipzig und 1892 in Heidelberg.[45]

3. Therapieansätze und Behandlung von Kinderkrankheiten

Im folgenden Abschnitt werden drei Krankheiten vorgestellt, die vor allem für Kinder typisch sind. Zum einen die Diphtherie, stellvertretend für die zahlreichen Infektionskrankheiten, an denen die Kinder und auch Säuglinge erkrankt sind. Es folgt eine eher kurze Betrachtung zu angeborenen Herzfehlern, da nur wenig Material anhand der Lehrbücher dazu vorliegt. Als dritten Punkt werden die Kapitel in den Lehrbüchern zur Frühgeburt und die damit teilweise verbundenen Krankheiten, die hauptsächlich bei Neugeborenen auftreten können, wie zum Beispiel die Asphyxie, untersucht. Diese Analyse wird anhand von drei verschiedenen Lehrbüchern, wie in der Einleitung schon erwähnt, vorgenommen. Die Hintergründe zur Person des Otto Heubner wurden bereits im Kapitel 2.2 im Rahmen der Entwicklung der Kinderheilkunde an der Charité in Berlin aufgezeigt.

Bruno Salge wurde 1872 in Berlin geboren. Er studierte unter anderem in Erlangen und Heidelberg, bis er 1897 seine Approbation erhielt und ein Jahr später über die Hysterie

---

[42] Vgl. Otto Heubner: Die Klinik und Poliklinik für Kinderkrankheiten. in: Max Lenz (Hrsg.), Geschichte der königlichen Friedrich-Wilhem-Universität zu Berlin, Halle 1910, S. 120-122.

[43] Vgl. Heinz-Hans Eulner: Die Entwicklung der medizinischen Spezialfächer des deutschen Sprachgebietes, Stuttgart 1970, S.220.

[44] Vgl. Bodo Metz: Universitäts-Kinderkliniken im deutschen Sprachgebiet (1830-1930), Köln 1988, S. 100.

[45] Vgl. ebd., S. 18f.

im Kindesalter promovierte. Er übernahm von 1906 bis 1907 die Leitung eines Säuglingsheims in Dresden. 1910 wurde er der erste Direktor der Universitätskinderklinik in Freiburg. Salge hatte in dieser Zeit einen großen Anteil daran, die Säuglingsernährung zu optimieren. Seine Konzepte zur Säuglingsfürsorge konnten die Säuglingssterblichkeit in einem nicht unerheblichen Maße reduzieren. Noch heute ist die Säuglingsstation ihm zu Ehren benannt.[46]

Emil Feer wurde im Jahre 1864 in Aarau geboren und studierte Medizin in München, Heidelberg und Basel.[47] Er gilt zwar als Schweizer Kinderarzt, aber sein Lehrbuch für Kinderheilkunde, welches in vierzehn Auflagen erschien, brachte auch die Kinderheilkunde in Deutschland voran. Außerdem schrieb er sein Buch 1911 während seiner Zeit in Heidelberg als außerordentlicher Professor. Mitverfasser des Werkes waren außerdem Heinrich Finkelstein und Ludwig Meyer aus Berlin, Ernst Moro aus München, Clemens von Pirquet aus Breslau, Martin Thiemich aus Magdeburg und Ludwig Tobler aus Heidelberg.[48] 1921 schrieb er ein weiteres bedeutendes Werk, die „Diagnostik der Kinderkrankheiten". Obwohl sich die Kinderheilkunde zu der Zeit schon in allen deutschsprachigen Ländern als Prüfungsfach etabliert hatte, war das Wissen der jüngeren Ärzte noch sehr lückenhaft. Feer wollte diesbezüglich ein zusätzliches Lehrbuch für das Selbststudium schaffen. 1923 veröffentlichte er neue Erkenntnisse zu einem neuen Krankheitsbild - die nach ihm benannte „Feersche Krankheit". Es handelt sich hierbei um eine eigenartige Neurose des vegetativen Nervensystems beim Kleinkind. Jedoch stellte sich später heraus, dass dieses Krankheitsbild schon in anderen Zusammenhängen mehrfach beschrieben wurde, aber Feer ergänzte die Krankheit um weitere einschneidende Erkenntnisse.[49] Im Oktober 1955 verstarb Feer als Ehrenmitglied der Deutschen Gesellschaft für Kinderheilkunde.[50]

---

[46] Vgl. Leo Langstein: Zur Erinnerung an Bruno Salge, in: Zeitschrift für Kinderheilkunde, Vol. 36,6 (1924), S. 1.
[47] Vgl. Roland Kunz: Der Kinderarzt Emil Feer (1864-1955), Zürich 1987, S. 7.
[48] Vgl. ebd., S. 39.
[49] Vgl. Roland Kunz: Der Kinderarzt Emil Feer (1864-1955), Zürich 1987, S. 40f.
[50] Vgl. ebd., S. 10f.

3.1 Die Diphtherie

Die Diphtherie galt in der Mitte des 19. Jahrhunderts als eine der schwerwiegendsten Krankheiten des Kindes. Sie wurde nicht umsonst als „Rache- oder Todesengel" der Kinder bezeichnet. Die größte Sterberate lag laut Heubner bei Kindern im Alter von zwei bis sieben Jahren.[51] Im folgenden Abschnitt lege ich dar, wie sich das Verständnis des Kindes in Bezug auf die Behandlung und Therapie der Diphtherie gewandelt hat.

Otto Heubner gibt zu Beginn seines Kapitels über die Diphtherie einen sehr ausführlichen Einblick über die historische Entwicklung und Epidemie der Krankheit. Er gibt Auskunft über die bakteriologische Forschung, beispielsweise, dass Löffler 1884 den Diphtheriebazillus erkannt hat. Ebenfalls skizziert er die verschiedenen Auslöser der Diphtherie. Die Diphtherie kann von klimatischen Verhältnissen beeinflusst werden. In den Sommermonaten gäbe es in der Regel weniger Todesfälle als in den Wintermonaten. Zudem kann sich die Diphtherie rapide ausbreiten, wenn nicht die erforderlichen Hygiene- und Quarantänemaßnahmen befolgt werden.[52] Wie in Kapitel 2.2 am Beispiel der Entwicklung der Universitätskinderklinik an der Charité in Berlin aufgezeigt, spielten die Hygienevorschriften eine nicht unerhebliche Rolle, um die Ansteckungsgefahr zu mindern. Bruno Salge nimmt in seinem Lehrbuch nicht ohne Grund Bezug auf die von Heubner durchgeführten Sicherheitsmaßnahmen.[53] Wenn man sich die Beschreibung der Symptome in den drei Lehrwerken anschaut, fällt auf, dass alle Autoren auf einen detaillierten Bericht wertlegen. Alle Autoren beschreiben die Tage, an welchen die unterschiedlichen Symptome auftreten, beziehungsweise zu erwarten sind. Emil Feer beschreibt die Symptome hierbei noch am genauesten. Salge beschreibt zusätzlich die Mimiken der Kinder, zum Beispiel, wenn sie im dritten Stadium des Croups cyanotisch werden und ihr Gesicht vor Angst verzerren und man ihnen die vermehrte Unruhe ansehe.[54] Dazu lässt sich sagen, dass die meisten Kinder ihre Schmerzen oder Symptome noch nicht genau einordnen oder gar beschreiben konnten. Da ist es nicht unwichtig, auch eine Beschreibung der Gesichtszüge oder Reaktionen des Kindes vorzunehmen, um das Kind besser verstehen zu können. Um die verschiedenen Krankheitsverläufe besser nachvollziehen zu können, führt Heubner exemplarisch verschiedene Fallbeispiele an. Er differenziert zum Teil auch die Symptome bei jüngeren und älteren Kindern: „Kleine

---

[51] Vgl. Otto Heubner: Lehrbuch der Kinderheilkunde, Leipzig 1903, S. 437.
[52] Vgl. ebd., S. 438.
[53] Vgl. Bruno Salge: Einführung in die moderne Kinderheilkunde, Berlin 1912, S. 231.
[54] Vgl. Bruno Salge: Einführung in die moderne Kinderheilkunde, Berlin 1912, S. 235.

Kinder klagen zu Beginn über Zahnweh oder Zungenschmerz"[55]. Auffällig ist hier aber, dass er auch ein Fallbeispiel einer 40- jährigen Frau anbringt, an dem sich in Bezug auf die Kinder nicht zwingend orientiert werden kann.[56] Bei Heubner findet sich aber auch, wenn er über die Kinder spricht, ein Nachsatz wie „auch bei erwachsenen Patienten"[57]. Generell kann man in Salges und Feers Lehrbuch mehr Differenzierungen finden, welche auf die Altersklasse der Kinder bezogen sind. Heubner schreibt beispielsweise, dass eine Eiskrawatte am Hals sinnvoll wäre, wenn sich Entzündungen am Gaumen zeigen würden.[58] Feer schreibt im Gegensatz dazu, dass man bei kräftigen Kindern eine Eiskrawatte machen kann.[59] Heubners Behandlungskonzept bezieht sich mit seiner allgemeinen Beschreibung an dieser Stelle auf alle Kinder, unabhängig von ihrem aktuellen Gesundheitszustand. Feer hingegen schreibt, dass die Eiskrawatte bei kräftigen Kindern angewendet werden könne. Zur Desinfektion des Rachens müsse laut Salge und Feer mit antiseptischen Wirkstoffen gegurgelt werden. Emil Feer differenziert hier zusätzlich zwischen jüngeren und älteren Kindern. Bei jüngeren Kindern sollen Mundhöhle und Rachen mit einem Spray von H_2O_2 behandelt werden und ältere Kinder sollen mit Borax und H_2O_2 gurgeln.[60] Neben der Diphtherie am Rachen und am Kehlkopf nennt Emil Feer weitere Krankheitsbilder der Diphtherie: die Ohrendiphtherie, Diphterie an den Lippen, an der Haut, auch an der Bindehaut und an der Vulva.[61] Heubner nennt diese Krankheitsbilder oberflächlich, indem er die Ausbreitung auf die Schleimhäute beschreibt.[62] Alle drei Ärzte nennen zudem die Nasendiphtherie. In drei Sätzen weist Otto Heubner darauf hin, dass bei Säuglingen die Diphtherie anhand eines fiebrigen Schnupfens zu erkennen sei. Die Bezeichnung der Nasendiphtherie verwendet er jedoch in diesem Zusammenhang nicht.[63] Salge und Feer widmen der Nasendiphtherie einen ganzen Abschnitt im Kapitel. Wie auch Heubner ordnen sie das Krankheitsbild explizit Kindern im Säuglingsalter und Kleinkindern zu. Salge weist auf die Problematik hin, dass man Säuglingen, die einen Schnupfen haben, daher besonders viel Aufmerksamkeit schenken solle, da es sich nicht immer nur um einen einfachen Säuglingsschnupfen

---

[55] Otto Heubner: Lehrbuch der Kinderheilkunde, Leipzig 1903, S. 452.
[56] Vgl. ebd., S. 457.
[57] Vgl. ebd., S. 452.
[58] Vgl. ebd., S. 494.
[59] Vgl. Emil Feer: Lehrbuch der Kinderheilkunde, Jena 1917, S. 598.
[60] Vgl. ebd., S. 598.
[61] Vgl. Emil Feer: Lehrbuch der Kinderheilkunde, Jena 1918, S. 582 und 585.
[62] Vgl. Otto Heubner: Lehrbuch der Kinderheilkunde, Leipzig 1903, S. 470.
[63] Vgl. ebd., S. 484.

handle.[64] Die Annahme, warum Säuglinge eher zur Nasendiphtherie neigen, kann in Feers Lehrwerk nachvollzogen werden. Darin heißt es, dass die adenoiden[65] Organe im Rachenraum noch nicht vollständig ausgebildet seien.[66] Feer bezeichnet außerdem die primäre Nasendiphtherie als diejenige, die bei Säuglingen vermehrt auftritt. Eine sekundäre Nasendiphtherie trete oft als Begleiterscheinung der Rachendiphtherie auf.[67] Hinsichtlich der Behandlung und Therapie mithilfe des von Behring entwickelten Antitoxins lassen sich erhebliche Unterschiede in den drei Lehrbüchern erkennen. Heubner schreibt, dass den Erkrankten, unabhängig vom Alter, immer 1500 I.- E. gespritzt werden sollten. Zudem sei es immer besser, die Dosis eher zu hoch als zu niedrig zu halten. Bei Anzeichen von beginnendem Croup sollten auch bei den Säuglingen 3000 I.-E. verabreicht werden. Es wird sogar empfohlen, eine Dosis von 1500 I.-E. zu spritzen, wenn nur der Verdacht auf eine Diphtherie bestehe, der bakteriologische Befund aber noch nicht gesichert wurde. Wenn infolge der Diphtherie eine diphtherische Herzvergiftung hervorgerufen wird, sollen 0,1 bis 0,2 (es lässt sich annehmen in ml oder mg) eines Antiseptikums bis zu sechsmal am Tag gegeben werden. Die Dosierung soll entsprechend dem Alter des Kindes erfolgen. An dieser Stelle bleibt die Frage offen, wie viel ein Kind beispielsweise mit einem Jahr oder zehn Jahren erhalten soll. Ein Kind mit zehn Jahren kann genauso viel wiegen, wie ein achtjähriges Kind. Die gleiche Frage stellt sich im Fall von Lähmungserscheinungen, denn den Betroffenen sollen zwei bis dreimal die Woche einmal täglich 0,5 bis 1mg Strychnin oder ein bis zweimal die Woche 1 bis 3mg mit fortlaufend steigender Dosierung verabreicht werden.[68] Die richtige Dosierung für das jeweilige Kindesalter lässt sich hieraus nicht erschließen. Bruno Salge beschreibt die Dosierung des Analepikums ähnlich, nur dass er statt bis zu sechsmal am Tag von mehrmals täglich spricht. Bezüglich des Strychnins sollten die 0,5 bis 1mg einmal täglich gegeben werden.[69] Nach Feer, der sich am sogenannten Schicktest, welcher von Belá Schick 1908 entwickelt wurde[70], orientiert, müsse die Dosierung je nach Schweregrad der Erkrankung dosiert werden. Schick fand heraus, dass mit 500 I.-E. pro Kilogramm Körpergewicht schon die maximale Wirkung erreicht werden kann.

---

[64] Vgl. Bruno Salge: Einführung in die moderne Kinderheilkunde, Berlin 1912, S. 237.
[65] Vergrößerungen des lymphoepithelialen Gewebes im Nasenrachenraum, vgl. Pschyrembel Klinisches Wörterbuch, S. 17.
[66] Vgl. Emil Feer: Lehrbuch der Kinderheilkunde, Jena 1917, S. 573.
[67] Vgl. ebd., S. 581.
[68] Vgl. Otto Heubner: Lehrbuch der Kinderheilkunde, Leipzig 1903, S. 491-499.
[69] Vgl. Bruno Salge: Einführung in die moderne Kinderheilkunde, Berlin 1912, S. 244.
[70] Vgl. Belá Schick: Münchener Medizinische Wochenschrift, 1903, S. 2608f.

In leichten Fällen sollen 100 I.-E. pro Körpergewicht und in schweren Fällen bis zu 500 I.-E. injiziert werden. Zur Prophylaxe könne den Kindern 50 A.-E. pro Körpergewicht gegeben werden. Feer differenziert außerdem zwischen den unterschiedlichen Krankheitsbildern der Diphtherie. Bei maligner Diphtherie zum Beispiel sollen jedoch unabhängig vom Alter des Kindes bis zu 8000 A.-E. verabreicht werden.[71] Bei Lähmungen empfiehlt Feer, je nach Alter des Kindes, drei bis fünfmal in der Woche 0,5 bis 2mg zu injizieren.[72] Bei Kindern, bei denen die Lähmungen schon fortgeschritten sind, solle außerdem die Serumtherapie fortgesetzt werden mit etwa 3000 bis 6000 I.-E..[73]

Anhand der Behandlung der Diphtherie lässt sich die Entwicklung des Verständnisses vom Kind in Bezug auf die Medikamentendosierung erkennen. Heubner beschreibt unter anderem, dass dem Kind jeglichen Alters eine gewisse Menge des Antitoxins verabreicht werden müsse. Emil Feer orientiert sich am Schema von Belá Schick, welches besagt, dass man die Dosierung abhängig vom Körpergewicht des Kindes verabreichen solle. Diese Veränderung ist durchaus nicht nur dem bewussteren Blick auf die Bedürfnisse des Kindes geschuldet, sondern auch den Fortschritten in der Wissenschaft. Zudem fällt auch auf, dass Feer an mehreren Stellen eher zwischen jüngeren und älteren Kindern beziehungsweise schon kräftigeren Kindern unterscheidet, wie sich beispielsweise an der Behandlungsmethode mit der Eiskrawatte erkennen lässt.

3.2 Herzerkrankungen

Zum Krankheitsbild des angeborenen Herzfehlers finden sich Informationen im Lehrbuch von Otto Heubner und Emil Feer, bei Bruno Salge nicht. Es lässt sich annehmen, dass Salge diesen Teil ausgelassen hat, da er noch nicht so genau bei Kindern erforscht war. Außerdem handelt es sich bei Salges Lehrwerk um eine Einführung in die moderne Kinderheilkunde. Die Kinderkardiologie etablierte sich erst in den 1950er Jahren. Vorher war es nicht möglich, genaue Diagnosen zu stellen und auch die Voraussetzungen für eine optimale Behandlung waren nicht gegeben.[74] Die erste Operation einer

---

[71] Vgl. Emil Feer: Lehrbuch der Kinderheilkunde, Jena 1917, S. 594.
[72] Vgl. ebd., S. 599.
[73] Vgl. ebd., S. 600.
[74] Vgl. Carlo Hans Kallfelz und Achim Schmaltz: Die Anfänge der Kinderkardiologie in Deutschland, in: Carlo Hans Kallfelz (Hrsg.), Kinderkardiologie in Deutschland 50 Jahre Deutsche Gesellschaft für Pädiatrische Kardiologie 1969–2019, München 2019, S. 11f.

Pulmonalstenose[75] oder bei einem Septumdefekt[76] wurde das erste Mal bei Kindern im Jahre 1938 in Amerika durchgeführt.[77] Trotzdem lohnt es sich, in den kardiologischen Bereich in der Kinderheilkunde zu schauen und das damalige Verständnis näher zu betrachten.

Die meisten angeborenen Herzfehler führen laut Feer zu Beginn des Kapitels schon kurz nach der Geburt zum Tod. Heubner und Feer geben beide Anomalien als Ursache einer primären Störung an. Es entstehe zum Beispiel eine Atresie[78] oder eine Stenose[79]. Als häufig auftretendes Symptom nennt Feer die Zyanose[80], welche meistens schon nach der Geburt zu beobachten ist. Wenn keine Zyanose eintritt, seien die Symptome meist unspezifisch. In der Regel seien es in diesem Fall die auffälligen Herzgeräusche. Die Atmung sei in Verbindung mit Zyanose beschleunigt und dyspnoisch. Im Gegensatz zu Erwachsenen neigen Kinder selten zur Bildung von Ödemen. Sehr häufig trete eine Hypoplasie[81] auf, welche bei schwerem Verlauf schon im Säuglingsalter sichtbar werde. Bei Säuglingen deute zudem eine allgemeine Entwicklungs- und Ernährungsstörung auf einen Herzfehler hin. Die Prognose lasse sich einheitlich schwer beschreiben. Wie schon zu Beginn erwähnt, sterben die meisten Betroffenen schon kurz nach der Geburt. Wichtig sei es vor allem, anderen schwerwiegenden Krankheiten vorzubeugen, da diese in Verbindung mit dem Herzfehler tödlich enden würden. Es wird viel frische Luft empfohlen, bei sich verschlimmerndem Verlauf seien Medikamente hinzuzuziehen. Kindern unter drei Jahren sollen beispielsweise 0,2 fol. und Kindern von fünf bis zehn Jahren 0,4 bis 0,7 fol. verabreicht werden. Emil Feer differenziert die angeborenen Herzfehler weiter im Kapitel. Er nennt spezifisch den Defekt des Septums ventriculorum. Als Symptom zeigt sich ein verstärktes systolisches Geräusch, das Maximum der Intensität sei links vom Sternum in der Höhe des dritten Interkostalraumes erreicht. Wenn das Loch größer ist, lässt sich ein zweiter Pulmonalton hören, da der linke Ventrikel das Blut über den rechten Ventrikel hinüberpresst und der Druck so erhöht wird. Eine Zyanose trete in diesem Fall nicht auf. Anhand dieser Symptome lässt sich die Diagnose

---

[75] Einengungen in der Ausflussbahn von der rechten Herzkammer zur Lungenschlagader, vgl. Pschyrembel Klinisches Wörterbuch, S. 1382.
[76] Unvollständiger Verschluss der Herzsepten, vgl. Pschyrembel Klinisches Wörterbuch, S. 1532.
[77] Vgl. Albrecht Peiper: Chronik der Kinderheilkunde, Leipzig 1951, S. 241.
[78] Verschluss, vgl. Pschyrembel Klinisches Wörterbuch, S. S. 149.
[79] Verengung, vgl. Pschyrembel Klinisches Wörterbuch, S. 1584.
[80] Bläuliche Verfärbung der Haut und der Schleimhäute aufgrund von Sauerstoffmangel, vgl. Pschyrembel Klinisches Wörterbuch, S. 1857.
[81] Unterentwicklung, in dem Fall des Herzens, vgl. Pschyrembel Klinisches Wörterbuch, S. 752.

bei Kindern in den ersten Jahren deutlich feststellen. Bei Kindern über vier bis sechs Jahren sei es schon schwieriger, hier häufen sich die Mitralinsuffizienzen, wo sich das Geräusch an der Herzspitze lokalisieren lässt und weniger rau sei. Wenn beispielsweise eine Kombination von einem offenen Septum mit einer angeborenen Pulmonalstenose vorliegt, ließe sich die Diagnose nur ungenau stellen.[82] Otto Heubner beschreibt ähnliche Symptome wie Feer, indem er schreibt, dass sich in der Nähe der Pulmonalarterie ein systolisches Blasen am deutlichsten hören lasse. Das Geräusch breite sich über dem Sternum und links in der Höhe des vierten und fünften Interkostalraum aus. Heubner beschreibt zudem die Blausucht - bei Feer die Zyanose - sehr detailliert, welche als Folgeerscheinung des Herzfehlers auftreten könne. Wie auch Feer, beschreibt Heubner, dass die Blausucht erst viel später bei Schulkindern auftreten könne und sich die Diagnose vorerst an den Herzgeräuschen feststellen lasse. Bei nicht so gravierenden Krankheitsbildern, beziehungsweise bei Fällen, bei denen der Herzfehler langsam voranschreitet, träten die Symptome erst später auf. Die kleinen Patienten könnten zu Beginn noch ganz normal laufen und sich bewegen, bis sie dann, wenn sich ihr Zustand verschlechtere, zunehmend bettlägerig werden würden. Auch psychisch ließen sich zuweilen Veränderungen, wie Apathie beobachten.[83] Im Fall der zunächst leichten Herzfehler rät Heubner dazu, Überanstrengungen im Alltag zu vermeiden, ehe das Muskelsystem vollständig ausgebildet sei. Zudem sei laut Heubner eine strenge Diät einzuhalten, in der anregende Lebensmittel wie Kaffee und Tee wegzulassen sei und die Ernährung eher vegetarisch gehalten werden solle. Wo sich jedoch Anzeichen von Überlastung des Herzens zeigen, sollte jegliche Belastung vermieden werden. In dem Fall behandle man die Kinder mit speziellen Medikamenten wie Digitalis oder Coffein. Die Behandlung solle demnach je nach Schweregrad der Erkrankung erfolgen.[84] Anders als bei Feer sind keine genauen Dosierungen hinsichtlich der medikamentösen Behandlung angegeben.[85] Allerdings findet man diesen Teil der Behandlung im Kapitel über chronische Herzerkrankungen, wo die meisten Kinder nicht über akute Symptome klagen. Auch erscheinen die Therapiemaßnahmen teilweise widersprüchlich und nicht ganz nachvollziehbar. Die Art und Weise der korrekten Behandlung wird an dieser Stelle nicht ganz ersichtlich. Einerseits solle auf anregende Lebensmittel wie beispielsweise Kaffee verzichtet werden, andererseits vollziehe man eine medikamentöse Behandlung mit

---

[82] Vgl. Emil Feer: Lehrbuch der Kinderheilkunde, Jena 1917, S. 351- 354.
[83] Vgl. Otto Heubner: Lehrbuch der Kinderheilkunde, Leipzig 1903, S. 352f.
[84] Vgl. Otto Heubner: Lehrbuch der Kinderheilkunde, Leipzig 1903, S. 345f.
[85] Vgl. ebd., S. 346.

Coffein. Generell erscheint der Ansatz, Herzerkrankungen mit der richtigen Ernährung und frischer Luft erfolgreich behandeln zu wollen, nicht sehr wissenschaftlich. Dieser Aspekt weist das mangelnde Verständnis der Krankheiten am Herzen vor und ist angelehnt an die seit der Antike geprägten diätischen Behandlungsmuster. Auch der Satz, „wenn die Kinder wieder aufstehen", erscheint an dieser Stelle suspekt. Nach heutigen Erkenntnissen können angeborene Herzfehler selbst nach einer Operation noch langfristige Schäden, wie beispielsweise motorische Störungen, zur Folge haben.[86] Da die ersten Operationen am Herzen des Kindes erst viel später durchgeführt wurden, ist es fragwürdig, inwiefern Heubner die Kinder mit den Digitalispräparaten behandelt habe, ohne dass die Kinder eine dementsprechende Operation benötigten. An diesem Behandlungskonzept zeigt sich deutlich das noch nicht ausreichende Verständnis auf dem Gebiet der Kinderkardiologie.

3.3 Erkrankungen von Neugeborenen

In diesem Abschnitt gilt es, die Erkrankungen, welche bei Neugeborenen auftreten können, näher zu beleuchten. Das Kapitel über die Krankheiten der Neugeborenen haben anstelle von Emil Feer, Heinrich Finkelstein und Ludwig Meyer verfasst. Die Säuglinge, die als Frühgeburt zur Welt kamen, galt es mit verschiedenen Maßnahmen am Leben zu halten. Finkelstein, Meyer und Heubner schreiben, dass die meisten Neugeborenen ein Gewicht von mindestens 1200g besitzen sollten, um eine gute Lebenserwartung prognostizieren zu können. Zur Behandlung beziehungsweise um die Säuglinge am Leben zu halten, solle nach Heubner jede Art von Abkühlung des Körpers vermieden werden. Die Umgebung des Säuglings solle bei 30°C liegen. Wie Heubner in seinem eigenen Klinikalltag festgestellt habe, sei eine konstante Wärmetherapie mit einfachen Wärmeflaschen am vorteilhaftesten. Noch idealer seien Thermophor-Wärmekissen. Der Säugling solle zudem mit einem dicken Wollstoff bekleidet sein. Laut Finkelstein und Meyer könne mit der richtigen Pflege so mehr als die Hälfte der zu früh Geborenen überleben. Wie auch Heubner schreibt, sei jede Abkühlung zu vermeiden. Im Gegensatz zu Heubner empfehlen Finkelstein und Meyer, auf die Wärmewannen zurückzugreifen und diese alle vier Stunden mit Wasser von 50°C zu befüllen. Es dürfe in keinem Fall eine Unter- oder Überdosierung der Wärmezufuhr geben. Das Problem sprach auch

---

[86] Vgl. Hediwg Hövels- Gürich.: Psychomotorische Entwicklung von Kindern mit angeborenem Herzfehler, in: Monatsschrift Kinderheilkunde, 2011, S. 6f.

Heubner an. Als idealste Form der Wärmeregulierung dienen bei beiden Couveusen. In modernen Säuglingskrankenhäusern seien diese in speziell eingerichteten Zimmern für Frühgeborene vorhanden.[87] Wenn die Kinder größer werden - sie haben zu diesem Zeitpunkt in etwa 2200 bis 2400g Körpergewicht - verbessere sich die eigene Temperaturregulierung des Säuglings zunehmend, aber auch hier können Ausnahmen der Fall sein. Generell solle die individuelle Verfassung der Säuglinge als Maßstab gelten. Genauso wie Finkelstein, Meyer und Heubner rät Salge zu einer Wärmetherapie mithilfe einer Couveuse, beziehungsweise wie Heubner anhand von Thermophoren. Bei gut konstruierten Thermophoren reiche es, wenn man die dazu benötigten Wärmflaschen ein- bis zweimal in vierundzwanzig Stunden austausche.[88] Salge spricht zudem die Schwierigkeit der noch zu schwach ausgebildeten Lungen der Frühchen an. Die Bewegungen des Thorax und des Zwerchfells seien noch zu schwach und es wird keine ausreichende Atmung gewährleistet. Eine vermehrte Folge sei das Auftreten einer Cyanose und die Bildung von Atelektase[89]. Durch die Atelektasebildung könne außerdem eine Lungenentzündung die Folge sein. Ebenfalls könne laut Salge schon ein einfacher Schnupfen für die zu früh geborenen Säuglinge lebensbedrohlich werden.[90]

Hinsichtlich der Ernährung sei Mutter- oder Ammenmilch am besten geeignet. Da die meisten Frühgeborenen noch nicht selbstständig saugen können, müsse in der übrigen Zeit ein anderes Kind an der Brust saugen, damit der sogenannten Milchsekretion vorgebeugt werden könne. Wenn auf künstliche Ernährung zurückgegriffen werden müsse, solle mithilfe eines Löffels dem Säugling verdünnte Kuhmilch gegeben werden. Auf mehl- oder dextrinhaltige Nahrungsmittel würde im Idealfall verzichtet werden. Heubner macht darauf aufmerksam, dass Frühchen den Charakter eines Säuglings bis zu ihrem zweiten Lebensjahr behalten.[91] Als Ernährung sollte nach Finkelstein und Meyer, wie auch Heubner beschreibt, Frauenmilch dienen. Da, wie schon erwähnt, die meisten, vor allem dabei die schwächeren Säuglinge, noch nicht in der Lage sind selbstständig zu saugen, erfolge die Nahrungszufuhr durch den Mund oder die Nase mithilfe von Tropfpipetten oder einer Sonde. Auch hier sei die Milchstauung nicht zu übersehen.[92] Es gälte zu beachten, dass der Rhythmus des natürlichen Nahrungsbedürfnisses in Bezug auf

---

[87] Vgl. Emil Feer: Lehrbuch der Kinderheilkunde, Jena 1917, S. 102f.
[88] Vgl. Bruno Salge: Einführung in die moderne Kinderheilkunde, Berlin 1913, S. 27.
[89] Kollabierter Teil der Lunge, der nicht mehr mit Luft gefüllt ist, vgl. Pschyrembel Klinisches Wörterbuch, S. 143.
[90] Vgl. ebd., S. 25.
[91] Vgl. Otto Heubner: Lehrbuch der Kinderheilkunde, Leipzig 1903, S. 90f.
[92] Vgl. Emil Feer: Lehrbuch der Kinderheilkunde, Jena 1917, S. 104.

die Schlaf- und Wachphasen, welche gesunde Säuglinge besäßen, bei den Frühgeborenen noch nicht eingestellt sei. Schwächere Frühgeborene solle man zehn bis zwölfmal täglich füttern, je nach Kräftigung des Säuglings verringere man die Intensität der Nahrungsaufnahme, bis sich ein Rhythmus von fünf bis sechsmal am Tag eingestellt habe. Auf künstliche Nahrung solle im Idealfall verzichtet werden, da schon geringe Unverträglichkeiten zum Tod des Säuglings führen könnten. Der Unterschied, welcher im Vergleich zu den zum normalen Zeitpunkt geborenen Kindern zunächst noch vorliege, solle spätestens bis zum dritten Lebensjahr angepasst sein. Jedoch hätten Frühchen eher die Veranlagung, an Rachitis oder Spasmophilie zu erkranken. Auch könne es vorkommen, dass Kinder kurz vor ihrem zweiten Lebensjahr zu Eisenmangel neigen würden. In diesem Fall solle die Aufnahme von Milch eingeschränkt werden und mehr Kohlenhydrate und eisenhaltige Kost zugeführt werden.[93]

Bruno Salge, der sich später auf wissenschaftlicher Ebene mehr mit der Säuglingsernährung beschäftigte, rät ebenfalls zu der Nahrungsaufnahme von Frauenmilch. Den Frühgeborenen sei die in geringeren Mengen abgedrückte Milch zuzuführen, welche der Brust, nach dem Saugen an der Brust eines gesunden kräftigen Kindes, entnommen werden könne. Diese Milch sei besonders fetthaltig und könne von den Frühchen trotzdem gut vertragen werden.[94] Salge macht genaue Mengenangaben, die den Frühchen gegeben werden sollten: Bei einem Gewicht von 1200g seien 168 Kalorien mit 240ccm Frauenmilch und bei einem Gewicht von 1500g 195 Kalorien mit 280ccm Milch zuzuführen.[95] Laut Salge sei daher die Pflege und die Vermeidung von Infektionen sehr sorgfältig einzuhalten. Bei Eintreten eines Hydrocephalus sei man hingegen machtlos, vor allem wenn er auf eine Erkrankung an Syphilis der Mutter zurückzuführen sei.[96] Die Bildung von Atelektase zeigt ein typisches Krankheitsbild bei Neugeborenen und Säuglingen und schafft eine gute Überleitung zu den Erkrankungen bei Neugeborenen, unabhängig von einer Frühgeburt.

Otto Heubner beschreibt das Krankheitsbild der Atelektase zusammen mit dem der Asphyxie[97]. Wie auch Bruno Salge schreibt Heubner, dass man zwischen einer angeborenen und erworbenen Asphyxie unterscheiden müsse. Heubner differenziert

---

[93] Vgl. Emil Feer, Lehrbuch der Kinderheilkunde, Jena 1917, S. 105.
[94] Vgl. Bruno Salge: Einführung in die moderne Kinderheilkunde, Berlin 1912, S. 29.
[95] Vgl. ebd., S. 25.
[96] Vgl. Bruno Salge: Einführung in die moderne Kinderheilkunde, Berlin 1912, S. 30.
[97] Atemdepression, bzw. Atemstiillstand, vgl. Pschyrembel Klinisches Wörterbuch, S. 140.

zudem zwischen leichten und schweren Fällen von Asphyxie und betont, dass dahingehend die Symptome unterschiedlich auftreten können. Zur Therapie bei leichteren Fällen solle man mit verschiedenen Temperaturreizen, warmen wie auch kalten Reizen, behandeln. Dabei hole man den aspirierten Schleim der Neugeborenen mit dem Finger aus dem Mund. Der Vorgang solle solange wiederholt werden, bis sich die Haut des Neugeborenen rosig färbe und es normal atme. Im Fall von schweren Asphyxien solle man die Luftwege mithilfe eines Katheters absaugen, welcher in die Bronchien eingeführt werde. Im Gegensatz zur angeborenen, trete die erworbene Asphyxie oder auch die Atelektase erst nach der Geburt ein. Die Atmung des Säuglings sei sehr schwach und sei mit einem leisen Knistern über den hinteren Lungenpartien verbunden. Das Saugen an der Brust oder an der Flasche werde bei diesen Säuglingen öfter unterbrochen. Ebenfalls lasse sich ein schwacher Puls, eine niedrige Körpertemperatur sowie Apathie des Säuglings beobachten. Der Grund dafür sei eine eingeschränkte Erregbarkeit der Atemorgane. In seltenen Fällen sei das Krankheitsbild auch auf Defizite am Herzen oder am Gehirn zurückzuführen, darauf geht Heubner aber nicht näher ein. Als Behandlung sollen wie bei der angeborenen Asphyxie Wärmereize dienen. An dieser Stelle macht Heubner genaue Angaben, was die Menge des Wassers und die Temperatur betrifft.[98]

Nach Salge seien die angeborenen Asphyxien mithilfe der allgemein bekannten Regeln der Geburtshilfe zu behandeln. Dass Salge sich an dieser Stelle kurz fasst, könnte wieder auf seine nur vorliegende Einführung in die Kinderheilkunde zurückzuführen sein. Bei einer erworbenen Asphyxie, beziehungsweise bei einer Atelektase der Lungen, sei die Diagnose durch eine oberflächliche Atmung und ein schwaches bis gar kein vorhandenes Geschrei des Kindes zu stellen. Das Neugeborene sterbe im Fall einer Cyanose, wenn diese nicht rechtzeitig erkannt werden würde. Salge betont, dass der Schweregrad nie ausschließlich auf der Grundlage des Lungenbefundes beurteilt werden dürfe.

Die Behandlung erfolge, wie auch bei Heubner beschrieben, mit einer Wärmetherapie, die Atemwege sollen zudem mit kalten Übergießungen angeregt werden. Im Anschluss sollten die Kinder warm eingepackt und ins Bett oder in eine Couveuse gelegt werden. Kräftigere Kinder können schon kurz nach den Übergießungen an die Brust angelegt werden. Die Wärmetherapie und die kalten Übergießungen sollten zwei bis drei Tage alle zwei Stunden wiederholt werden, bis das Kind auf normale Weise schreie oder trinke.[99]

---

[98] Vgl. Otto Heubner: Lehrbuch der Kinderheilkunde, Leipzig 1903, S. 92f.
[99] Vgl. Bruno Salge: Einführung in die moderne Kinderheilkunde, Berlin 1913, S. 30f.

Was an dieser Stelle normal sei, darauf geht Bruno Salge nicht weiter ein. Salge verwendet in diesem Zusammenhang das Substantiv „Kind", wobei die Kinder eigentlich noch Säuglinge sind. Die Verwendung der Termini „Kind" oder „Säugling" wird generell in den Lehrbüchern nicht ganz nachvollziehbar anhand des Kontextes verwendet. Finkelstein und Meyer halten sich in ihrem Abschnitt über die Asphyxie kurz, dennoch nennen sie die wichtigsten Punkte in Bezug auf die Diagnose und Behandlung. Sie beschreiben die angeborene und erworbene Asphyxie wie Heubner und Salge, dennoch unterscheiden Finkelstein und Meyer wie auch Heubner zwischen einer leichten angeborenen und einer schweren angeborenen Asphyxie. Im Fall der leichteren Form besäße das Kind zum Beispiel eine tief blaurote Hautfarbe und zeige eine verlangsamte Herztätigkeit. Wenn das Kind an einer schweren Form leide, sei es leichenblass und zudem ein sehr schwacher Herzschlag vorhanden. Auch bei der Behandlung differenzieren Finkelstein und Meyer zwischen der leichten und der schweren Form. Bei leichteren Fällen dienten häufige und kräftige Hautreize mithilfe von kalten und warmen Bädern, wie auch Heubner und Salge beschreiben. Der Schleim solle, wie auch bei Heubner, mit einem Katheter entfernt werden.

Im Fall der schwereren Asphyxie seien nach Finkelstein und Meyer die „Schultzschen Schwingungen" anzuwenden, welche in den Lehrbüchern zur Geburtshilfe zu finden seien. Gleichzeitig wird eine künstliche Beatmung empfohlen.[100] Heubner beschreibt in seinem Lehrbuch, wie die „Schultzschen Schwingungen" durchgeführt werden sollen: „Das Kind wird an den Schultern ergriffen, daß beide Daumen der Vorderfläche des Thorax anliegen, die Zeigefinger von hinten her in die Achselhöhlen eingreifen und die drei übrigen Finger jederseits gespreizt dem Rücken anliegen"[101]. Heubner erklärt, dass der Kopf des Kindes auf dem Ulnarrand der Handwurzel liegen solle und der Unterteil des Kindes auf die Art und Weise schwingen solle, dass sich die Lendenwirbelsäule krümme und der Unterkörper über den Oberkörper hinabsinke. So würde der Thorax exspiratorisch ausgepresst werden.[102] So eine genaue Beschreibung für eine Behandlung am Kind liegt so detailliert selten vor. Jedoch stellt die Anwendung der „Schultzschen Schwingungen" eine eher veraltete Therapieform dar, sie wurde von Bernhard Sigmund

---

[100] Vgl. Emil Feer: Lehrbuch der Kinderheilkunde, Jena 1917, S. 106.
[101] Otto Heubner: Lehrbuch der Kinderheilkunde, Leipzig 1903, S. 94.
[102] Vgl. Otto Heubner: Lehrbuch der Kinderheilkunde, Leipzig 1903, S. 94.

Schultze im Jahr 1866 entwickelt.[103] Nach den heutigen Erkenntnissen könnte durch die Schwingbewegungen das Gehirn des Säuglings Schaden nehmen.

Grund für die erworbene Asphyxie seien nach Finkelstein und Meyer oft eine Erkrankung des zentralen Nervensystems oder des Kreislauf- und Atemapparates, welche die ausreichende Sauerstoffaufnahme bei der Geburt verhindert hätten. Die Hautfarbe sei blau und die Körpertemperatur sehr niedrig. Es zeige sich meistens ein leichter Hydrops und es lasse sich über den Lungen, aufgrund der Atelektase, ein feines Knistern hören. An erster Stelle müsse die Ursache der Asphyxie herausgefunden werden, ansonsten seien neben Sauerstoffinhalationen die gleichen Therapiemaßnahmen wie bei der angeborenen Asphyxie zu beachten.[104]

Zusammenfassend lässt sich sagen, dass das Verständnis in Bezug auf die Behandlung im Fall von Frühgeburten von den vier Ärzten sehr ähnlich ist. Salge nennt im Zuge dessen jedoch noch die Schwierigkeit der unzureichend ausgebildeten Lungen der Frühchen. Einen deutlicheren Wandel lässt sich im Fall von angeborenen und erworbenen Asphyxien erkennen. Finkelstein und Meyer führen die Symptome der einzelnen Krankheitsbilder sehr ausführlich aus. Wie auch Finkelstein und Meyer unterscheidet Heubner zwischen einer leichten und einer schweren angeborenen Asphyxie, wobei die Symptome von Finkelstein und Meyer präziser beschrieben werden. Finkelstein und Meyer beschreiben auch die Zusammenhänge der erworbenen Asphyxie genauer. Finkelstein und Meyer weisen auf dieser Ebene ein verstärktes Verständnis des Krankheitsbildes am Kind auf.

4. Fazit und Ausblick

Im Laufe dieser Arbeit habe ich die Entwicklung der Pädiatrie in Deutschland im Zeichen der Wende vom 19. bis 20. Jahrhundert untersucht. Es galt, die Leitfrage „Wie wirkte sich das veränderte Verständnis vom Kind auf pädiatrische Konzepte und Therapieformen in Deutschland an der Wende zum 20. Jahrhundert aus?" zu beantworten. Anhand der Quellenarbeit wurden vor allem Veränderungen in Bezug auf die Medikamentendosierung deutlich, sowohl bei der Dosierung des Antitoxins im Fall der

---

[103] Vgl. Manfred Voigt u.a.: Neonatale Erstversorgung- Schwingungen gegen den Scheintod, in: Zeitschrift für Geburtshilfe, Vol. 217,3 (2013), S. 110.
[104] Vgl. Emil Feer: Lehrbuch der Kinderheilkunde, Jena 1917, S. 107.

Diphtherie als auch bei der Verabreichung der Digitalispräparate bei Herzerkrankungen. Die Erkenntnis, dass Kindern nicht die gleiche Dosis bestimmter Medikamente wie Erwachsenen verabreicht werden soll, entwickelte sich erst im Laufe des 20. Jahrhundert. Auch die Auffassung, dass an dieser Stelle auch zwischen Säuglingen, jüngeren und älteren Kindern differenziert werden muss, entwickelte sich zunehmend mit der Etablierung der Kinderheilkunde und dem Selbstverständnis, dass man erkrankte Kinder aus einem anderen und vor allem unabhängigen Blickwinkel betrachten muss als Erwachsene. Anhand der Lehrbücher von Otto Heubner, Bruno Salge und Emil Feer zeigt sich außerdem das zunehmende Verständnis der Symptome, welche bei Kindern aufkommen, und auch die Unterscheidung zwischen jüngeren und älteren Kindern. Jüngere Kinder wiesen teilweise andere Symptome auf als ältere Kinder, beziehungsweise benannten sie ihre Beschwerden anders.

Am Beispiel der Nasendiphtherie zeigt sich auch der Unterschied zu Krankheitsbildern bei Säuglingen. Das Verständnis der Nasendiphtherie als typische Säuglingskrankheit zeigt sich zunehmend in den Lehrbüchern von Bruno Salge und Emil Feer. Die Lehrbuchkapitel von Heubner und Salge über angeborene und erworbene Herzfehler weisen nicht allzu viele Unterschiede auf. Nur hinsichtlich der Medikamentendosierung hatte Feer ein fortschrittlicheres Verständnis. Beim allgemeinen Verständnis bei Krankheiten, die das Herz betrafen, waren die Ärzte unzureichend informiert. Die Forschung im Fach der Kardiologie zu Beginn des 20. Jahrhunderts allgemein kann noch als sehr rückschrittlich eingestuft werden. Vor dem 20. Jahrhundert konzentrierte man sich im Rahmen der Pädiatrie eher auf die Infektionskrankheiten des Kindesalters oder auf Neugeborene. Vor allem als 1918 die Pädiatrie auch Teil des medizinischen Examens wurde, beschäftigte man sich ausführlicher mit der Physiologie und Pathologie des Kindes, in dem Fall auch mit Herzerkrankungen.[105]

Bei der Betrachtung der Frühgeburten fiel auf, dass das medizinische Verständnis und die Therapiemaßnahmen, mit denen die Frühchen am Leben gehalten werden sollten, bei allen vier Ärzten sehr ähnlich waren. Die Säuglingssterblichkeit ist zu Beginn des 20. Jahrhunderts um bis zu 51% drastisch gesunken. Vor allem die Anzahl der an Verdauungskrankheiten gestorbenen Säuglinge ließ sich mithilfe verschiedener Maßnahmen eindämmen. Zum Beispiel wurde die Aufklärung in Bezug auf die korrekte

---

[105] Vgl. Bruno Salge: Die Entwicklung der Kinderheilkunde auf den deutschen Universitäten im letzten Jahrzehnt, in: Fritz Rott (Hrsg.) Beiträge zur sozialen Hygiene des Säuglings- und Kleinkindesalters, Berlin 1902, S. 192f.

Hygiene für junge Mütter erhöht und es wurden vermehrt Milchküchen eingerichtet.[106] Finkelstein, Meyer und Salge schrieben schon über speziell eingerichtete Räume, in denen Frühchen untergebracht wurden und sich so genauer und präziser auf die richtige Pflege und Behandlung konzentriert werden konnte, welche die Frühgeborenen benötigten, um sich trotz der zu frühen Geburt gesund und kräftig entwickeln zu können.

Anhand der Betrachtung von einer angeborenen und erworbenen Asphyxie lässt sich bei Finkelstein und Meyer das fortschrittlichste Verständnis des Krankheitsbildes erkennen. Sie beschreiben zum Beispiel die einzelnen Symptome am genauesten, zudem verweisen sie auf Lehrbücher aus der Geburtshilfe, in denen noch genauere Informationen zu finden sind.

Wie anhand der Entwicklung der Pädiatrie im Rahmen des medizinischen Faches aufgezeigt, entstanden immer mehr Kinderkliniken, um die medizinische Versorgung und die Behandlung fortschrittlicher gestalten zu können. Mit der Errichtung der Kinderkliniken wuchs das Verständnis vom Kind als eigenes Individuum, welches aus medizinischer Sicht anders als die Erwachsenen betrachtet werden muss. Die Errichtung eines eigenen Lehrstuhls für Kinderheilkunde und die Ernennung von Otto Heubner zum ersten ordentlichen Professor trug positiv dazu bei, die Kinderheilkunde in die Richtung einer eigenen anerkannten Fachrichtung in der Medizin zu lenken.

Die Pädiatrie ist heutzutage aus der medizinischen Wissenschaft nicht mehr wegzudenken. Aus der Pädiatrie bildete sich im Jahr 1960 zusätzlich die Neonatologie heraus, welche sich noch spezieller mit den Krankheiten von Säuglingen beschäftigt.[107]

Zu Beginn des 20. Jahrhunderts wurden im Fall einer Zyanose 10 bis 20ccm Sauerstoff mit einer Spritze in die Nabelvene eingeführt. Dieser Vorgang wird aber noch nicht in den betrachteten Lehrbüchern beschrieben. Erst 1959 gab es einen Durchbruch für die Behandlung der Atemnot mit der Entdeckung von Avery und Mead. Die Ursache der Atemnot bei Frühgeborenen läge an einem Mangel von Surfactant.[108] Die Infektionskrankheiten wie Scharlach oder Diphtherie ließen sich mit Beginn der aktiven Immunisierung von Emil von Behring im Jahr 1915 mit dem TA- Impfstoff

---

[106] Vgl. Reinhardt Spree: Der Rückzug des Todes. Der Epidemiologische Übergang in Deutschland während des 19. und 20. Jahrhunderts, Konstanz 1992, S. 49f.
[107] Vgl. Hans Ullrich Bucher: Geschichte der Neonatologie: Eine Erfolgsgeschichte mit vielen Irrwegen, in: PAEDIADRICA, Vol. 29 Nr. 2 (2018), S. 7.
[108] Vgl, ebd., S. 8f.

weitestgehend eindämmen.[109] Bis heute werden Schutzimpfungen gegen die Diphterie durchgeführt, wobei man seit den 1990er Jahren ein Toxoid injiziert. Die Kinderkardiologie etablierte sich erst in den 1950er Jahren, als das Interesse an den Herzkrankheiten des Kindes anstieg. Die erste deutsche Monografie „Diagnose und Klinik der angeborenen Herzfehler" stammt von Karl Klinke im Jahr 1950.[110]

Abschließend lässt sich sagen, dass sich das medizinische Verständnis vom Kind an der Wende zum 20. Jahrhundert zunehmend verändert hat und neue Möglichkeiten geschaffen wurden. Die Anerkennung des Kindes als eigenes Individuum und mit ihr das sensiblere und genauere Verständnis von Krankheiten des Kindes wurden an dieser Stelle gemeistert, auch wenn an einigen Stellen nicht von einem wissenschaftlichen Fortschritt gesprochen werden kann. Das medizinische Verständnis hat sich dennoch in eine positive Richtung entwickelt, vergleichsweise die Medikamentendosierung im Fall von einer Diphterie. Heubners und Feers Lehrwerk heben sich, wie anhand der Quellenarbeit aufgezeigt, auch schon hinsichtlich des Verständnisses vom Kind voneinander ab. Im Laufe des 20. Jahrhunderts, wie beispielsweise mit der Herausbildung der Kinderkardiologie und Neonatologie knapp aufgezeigt wurde, entwickelte sich die Pädiatrie und ihre damit verbundenen Konzepte am Kind Stück für Stück weiter.

---

[109] Vgl. Albrecht Peiper: Chronik der Kinderheilkunde, Leipzig 1951, S. 221.
[110] Vgl. Carlo Hans Kallfelz und Achim Schmaltz: Die Anfänge der Kinderkardiologie in Deutschland, in: Hans Carlo Kallfelz (Hrsg.), Kinderkardiologie in Deutschland 50 Jahre Deutsche Gesellschaft für Pädiatrische Kardiologie 1969–2019, München 2019, S. 11f.

5. Quellen- und Literaturverzeichnis

Quellen:

Feer, Emil: Lehrbuch der Kinderheilkunde, Jena 1917.

Heubner, Otto: Lehrbuch der Kinderheilkunde, Leipzig 1903.

Salge, Bruno: Einführung in die moderne Kinderheilkunde, Berlin 1912.

Literatur:

Beddies, Thomas, u.a.: Kinder, Streik und neue Räume (1830-1918). In: Johanna Bleker und Volker Hees (Hgg.), Die Charité. Geschichte(n) eines Krankenhauses, Berlin 2010, S. 126-145.

Bókay von, Johann: Die Geschichte der Kinderheilkunde, Berlin 1922.

Brinkschulte Eva und Knuth Thomas: Das medizinische Berlin. Ein Stadtführer durch 300 Jahre Geschichte, Berlin 2010.

Bucher, Hans Ullrich: Geschichte der Neonatologie: Eine Erfolgsgeschichte mit vielen Irrwegen. In: PAEDIADRICA, Vol. 29,2 (2018), S. 7-9.

Cunningham, Hugh: Die Geschichte des Kindes in der Neuzeit, Düsseldorf 2006.

Eckardt, Georg: Kernprobleme in der Geschichte der Psychologie, Wiesbaden 2011.

Eulner, Heinz-Hans: Die Entwicklung der medizinischen Spezialfächer an den Universitäten des deutschen Sprachgebietes, Stuttgart 1970.

Gasiorowski, Agnieszka Katazyrna: Von der Säuglingsabteilung zur Universitäts-Kinderklinik. Kinderheilkunde am Eppendorfer Krankenhaus in Hamburg 1913- 1932, Hamburg 2014.

Grauel, Ernst: Universitätskinderklinik an der Charité. In: Monatsschrift für Kinderheilkunde, Vol. 152 (2004), S. 902- 913.

Heubner, Otto: Die Klinik und Poliklinik für Kinderkrankheiten. In: Max Lenz (Hrsg.), Geschichte der königlichen Friedrich-Wilhem-Universität zu Berlin, Halle 1910, S. 113-124.

Hövels- Gürich, Hedwig: Psychomotorische Entwicklung von Kindern mit angeborenem Herzfehler. In: Monatsschrift Kinderheilkunde, (2011), S. 1-9.

Höhn, Elfriede: Geschichte der Entwicklungspsychologie und ihrer wesentlichen Ansätze. In: Hans Thomae (Hrsg.), Handbuch der Psychologie, Göttingen 1959, S. 21-37.

Jonach, Michaela: Väterliche Ratschläge für bürgerliche Töchter, Frankfurt am Main 1997.

Kallfelz, Carlo Hans und Schmaltz, Achim: Die Anfänge der Kinderkardiologie in Deutschland. In: Hans Carlo Kallfelz (Hrsg.) Kinderkardiologie in Deutschland 50 Jahre Deutsche Gesellschaft für Pädiatrische Kardiologie 1969–2019, München 2019, S. 11-26.

Key, Ellen: Das Jahrhundert des Kindes, Berlin 1902.

Kunz, Roland: Der Kinderarzt Emil Feer (1864- 1955), Zürich 1987.

Langstein, Leo: Zur Erinnerung an Bruno Salge, Zeitschrift für Kinderheilkunde, Vol. 38 (1924), S.1-4.

Metz, Bodo: Universitäts-Kinderkliniken im deutschen Sprachgebiet (1830-1930), Köln 1988.

Munk, Fritz: Das Medizinische Berlin um die Jahrhundertwende, München 1956.

Oehme, Johannes: Die ersten gedruckten deutschsprachigen Bücher über Kinderkrankheiten. In: Der Kinderarzt Vol. 20,5(1989), S. 761- 765.

Peiper, Albrecht: Chronik der Kinderheilkunde, Leipzig 1951.

Rousseau, Jaques-Jean: Emile oder Über die Erziehung, Martin Rang (Hrsg.), Reclams Universalbibliothek 901, Stuttgart 1963.

Salge, Bruno: Die Entwicklung der Kinderheilkunde auf den deutschen Universitäten im letzten Jahrzehnt. In: Fritz Rott (Hrsg.), Beiträge zur sozialen Hygiene des Säuglings- und Kleinkinderalters, Berlin 1920, S. 192-199.

Schick, Belá: Die Diphtherietoxin-Hautreaktion des Menschen als Vorprobe der prophylaktischen Diphtherieheilseruminjektion. In: Münchener Medizinische Wochenschrift, Vol.47 (1903), S. 2609-2612.

Seidler Eduard: Pädiatrie im Aufbau-Entwicklung und Gestalt. In: Paul Schweier und Eduard Seidler (Hgg.), Lebendige Pädiatrie, München 1983, S. 13-111.

Spree, Reinhard: Der Rückzug des Todes. Der epidemiologische Übergang in Deutschland während des 19. und 20. Jahrhunderts, Konstanz 1992.

Voigt, Manfred u.a.: Neonatale Erstversorgung- Schwingungen gegen den Scheintod, In: Zeitschrift für Geburtshilfe, Vol. 217,3 (2013). S. 110-111.

Weber, Gerhard: Kinderheilkunde als Sonderfach der klinischen Medizin, München 1963.

Winkler, Martina: Kindheitsgeschichte. Eine Einführung, Göttingen 2017.

Wissenschaftlicher Dienst Alete (Hrsg.): Kinderheilkunde. Einst und Jetzt, Jubiläumstagung zum 75- jährigen Bestehen der Rheinisch-Westfälischen Kinderärztevereinigung, München 1975.

Pschyrembel Klinisches Wörterbuch: mit klinischen Syndromen und Nomina Anatomica, bearb. von d. Wörterbuchred. d. Verl. unter d. Leitung von Christoph Zink. [Begr. von Otto Dornblüth], 256. neu bearb. Aufl., Berlin und New York 1990.

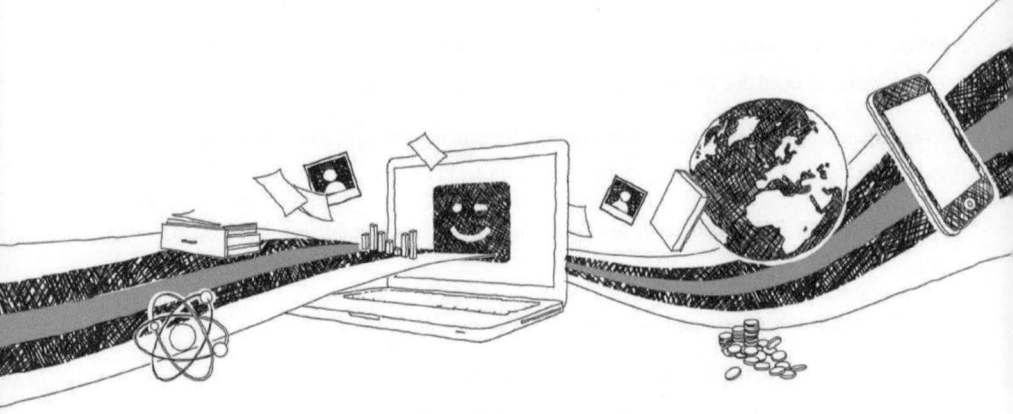
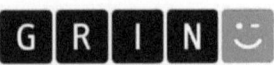